Kerstin Hierzer

Treino de resistência e treino de força

Kerstin Hierzer

Treino de resistência e treino de força

para doentes com esclerose lateral amiotrófica

ScienciaScripts

Imprint
Any brand names and product names mentioned in this book are subject to trademark, brand or patent protection and are trademarks or registered trademarks of their respective holders. The use of brand names, product names, common names, trade names, product descriptions etc. even without a particular marking in this work is in no way to be construed to mean that such names may be regarded as unrestricted in respect of trademark and brand protection legislation and could thus be used by anyone.

Cover image: www.ingimage.com

This book is a translation from the original published under ISBN 978-620-0-44793-7.

Publisher:
Sciencia Scripts
is a trademark of
Dodo Books Indian Ocean Ltd. and OmniScriptum S.R.L publishing group

120 High Road, East Finchley, London, N2 9ED, United Kingdom
Str. Armeneasca 28/1, office 1, Chisinau MD-2012, Republic of Moldova, Europe
Printed at: see last page
ISBN: 978-620-7-49183-4

Copyright © Kerstin Hierzer
Copyright © 2024 Dodo Books Indian Ocean Ltd. and OmniScriptum S.R.L publishing group

Conteúdo

Resumo

Conteúdo

Resumo

Antecedentes: A esclerose lateral amiotrófica é uma doença neurológica caracterizada por um curso progressivo com um desfecho fatal, geralmente devido a insuficiência respiratória. A degradação do 1º e 2º neurónios motores provoca sintomas como fadiga, atrofia muscular ou paralisia no organismo humano. As actividades da vida diária são restringidas à medida que a doença progride e, consequentemente, a qualidade de vida também diminui. Dado que, atualmente, existem apenas algumas medidas terapêuticas eficazes baseadas em medicamentos, que têm apenas uma influência moderada na deterioração crescente do curso da doença, é importante poder intervir com fisioterapia baseada em provas, utilizando o treino de resistência e força. No entanto, até à data, a eficácia das medidas não farmacológicas só foi estudada de forma limitada.

Pergunta de investigação: O objetivo deste estudo é, portanto, demonstrar o efeito do treino de resistência e do treino de força nos sintomas de doentes com esclerose lateral amiotrófica.

Resultados: Os resultados das publicações científicas utilizadas para esta revisão da literatura indicam que tanto o treino de resistência como o treino de força, bem como uma combinação de ambos os tipos de treino, podem ter apenas uma influência moderada na mobilidade, fadiga e qualidade de vida. As avaliações correspondentes forneceram resultados heterogéneos e apenas parcialmente significativos e apenas 2 de 7 estudos mostraram uma diferença estatisticamente significativa na Escala de Avaliação Funcional da Esclerose Lateral Amiotrófica-Revista a favor do grupo de intervenção com treino físico ($p < 0,05$). No entanto, o treino físico mostrou uma melhoria no bem-estar subjetivo. Para além disso, os estudos analisados mostram que tanto o treino de resistência como o de força não influenciam negativamente a progressão da doença e podem, portanto, ser realizados com segurança.

Conclusão: Tendo em conta a situação atual do estudo, pode presumir-se que o treino individualizado é uma boa forma de os doentes manterem as suas funções físicas ao nível da atividade e da participação, tendo assim uma influência positiva na sua qualidade de vida. No entanto, continua a ser necessária mais investigação sobre parâmetros de treino definidos com precisão, de modo a garantir uma relevância prática baseada em provas no que diz respeito à intervenção fisioterapêutica. Além disso, são necessários mais estudos para identificar quaisquer vantagens ou desvantagens do treino isolado ou combinado de resistência ou força.

(326 palavras)

Palavras chave: fisioterapia, esclerose lateral amiotrófica, treino de resistência, treino de força

1. Introdução

A esclerose lateral amiotrófica (ELA) é uma doença neurodegenerativa que provoca a degeneração do 1º e 2º neurónios motores (Kato et al., 2018). Este processo degenerativo ocorre no sistema nervoso central, na zona da medula espinal, do tronco cerebral e do córtex motor (Jensen et al., 2017). Subsequentemente, isto conduz a fraqueza, atrofia muscular, espasticidade, fadiga, claudicação e, por fim, morte, geralmente devido a insuficiência respiratória (Zhu et al., 2022). Além disso, a progressão dos sintomas leva a uma restrição crescente da participação e das actividades da vida diária (van Groenestijn et al., 2019).

Atualmente, existem apenas algumas terapias medicamentosas eficazes, como o Riluzole® e o Edaravone®, ambas com um impacto moderado no desenvolvimento da doença (Chid et al., 2020). Os Parâmetros Práticos da Academia Americana de Neurologia para a ELA não definem directrizes precisas para o treino físico como uma intervenção terapêutica não medicamentosa para os doentes com ELA. Ainda não há consenso sobre os potenciais danos ou benefícios do exercício físico para esses pacientes (Clawson et al., 2018). Alguns especialistas desaconselham o exercício físico na ELA. No entanto, a redução do nível de atividade afecta muitos sistemas orgânicos do corpo humano e conduz, entre outras coisas, à degradação muscular e ao encurtamento dos músculos, à restrição dos movimentos articulares e até a contraturas e dor (Bello-Haas & Florence, 2013). Como resultado, a redução da atividade física leva ao descondicionamento, à fraqueza e, consequentemente, à redução das atividades da vida diária (Clawson et al., 2018).

Embora os efeitos do treino físico em doentes com ELA sejam ainda controversos, este influencia tanto a força muscular como a função cardiovascular e, subsequentemente, a qualidade de vida associada (Rahmati & Malakoutinia, 2021).

Portanto, ainda há uma falta de informações concretas sobre os efeitos físicos do treinamento físico na resistência aeróbica e na força muscular em pacientes com ELA (Ferri et al., 2019). Colmatar a lacuna de investigação existente é, portanto, importante para poder intervir no tratamento fisioterapêutico de pacientes com ELA de uma forma baseada em evidências.

O objetivo desta tese de licenciatura é utilizar os estudos seleccionados para dar a melhor resposta possível à questão de investigação sobre o efeito do treino de resistência e do treino de força nos sintomas de doentes com esclerose lateral amiotrófica, e assim minimizar a lacuna de investigação existente.

2. Metodologia

Para responder à questão de investigação desta tese, foi efectuada uma pesquisa bibliográfica sistemática nas bases de dados Pubmed e Cochrane Library para conhecer a situação atual dos estudos científicos. Para além disso, foram consultados livros e revistas especializadas da área da neurologia. Para obter estudos de forma filtrada, foram utilizados os termos de pesquisa "physiotherapy", "amyotrophic lateral sclerosis", "resistance training" e "endurance training", juntamente com os operadores booleanos "AND", "OR" e "NOT" em várias combinações. Foram incluídos estudos que abordavam a esclerose lateral amiotrófica e as intervenções terapêuticas do treino de resistência e força. Procurou-se assegurar que os estudos incluíssem a Amyotrophic Lateral Sclerosis Functional Rating Scale-Revised (ALSFRS-R) como parâmetro de resultado primário ou secundário. No entanto, devido ao pequeno número de estudos adequados, foram também aceites outros parâmetros de resultados semelhantes. Ao selecionar os estudos, foi também importante dar preferência a formatos de estudo de elevada qualidade científica, como os ensaios controlados aleatórios. No que respeita aos critérios de exclusão, um filtro adicional foi o limite definido da data de publicação de há 10 anos. No final, foram utilizadas 7 publicações científicas para esta tese de licenciatura.

3. Esclerose lateral amiotrófica

A ELA, também conhecida como doença de Lou Gehrig ou Mal de Charcot, é a doença mais comum do sistema motor e caracteriza-se por uma evolução degenerativa e progressiva da doença com um desfecho fatal (Ludolph, 2016; Schweikert, 2015). Todos os anos, cerca de 2 a 2,5 pessoas por 100 000 habitantes adoecem em todo o mundo (Ludolph, 2016). O pico de incidência situa-se entre os doentes com idades compreendidas entre os 50 e os 75 anos, sendo os homens mais frequentemente afectados do que as mulheres, numa proporção de 3:2 (Ng et al., 2017). A ELA é classificada como uma "doença órfã" e é, portanto, uma doença rara (Schweikert, 2015). O número de pessoas que sofrem de ELA está a aumentar em todo o mundo (Lamprecht & Lamprecht, 2016). A prevalência é de cerca de 5 a 8 pessoas por 100.000 habitantes (Ludolph, 2016). Em princípio, é feita uma distinção entre a forma esporádica e a forma miliar da ELA, sendo a forma esporádica muito mais comum (Schweikert, 2015). Em termos dos sintomas presentes, são também classificadas uma forma bulbar e uma forma espinal (Ludolph, 2016). Numa evolução individualizada, os doentes têm uma esperança de vida reduzida, com uma taxa de sobrevivência média de cinco anos de 28% (Lamprecht & Lamprecht, 2016). Até à data, ainda não foi encontrada uma cura para esta doença fatal (Lunetta et al., 2016).

3.1. Atiologia e patogénese

A atiologia da ELA ainda não foi totalmente esclarecida (Kalron et al., 2021). No entanto, sabe-se que os fumadores têm três vezes mais probabilidades de desenvolver a doença (Lamprecht & Lamprecht, 2016). O género masculino também parece ser um fator de risco, uma vez que os homens são afectados mais frequentemente do que as mulheres (Ng et al., 2017). Foi também levantada a hipótese de uma relação causal no que diz respeito a infecções virais, como o vírus da imunodeficiência humana, ou à exposição a metais pesados ou pesticidas (Schweikert, 2015).

A esclerose lateral amiotrófica não é, fundamentalmente, uma doença hereditária. Uma exceção é a forma familiar, que ocorre com uma frequência de 5 a 10 %.

forma, na qual se pode comprovar uma história familiar positiva (Lamprecht & Lamprecht, 2016). Pelo menos 2 membros da família com uma relação de 1º ou 2º grau são afectados (Schweikert, 2015). A hereditariedade é autossómica dominante, mas tem diferentes graus de penetrância e, por vezes, pode também ser recessiva. Os restantes 90 % dos casos são esporádicos (Ludolph, 2016).

Apesar da atual falta de clareza em relação aos factores de risco e às causas, foram feitas muitas descobertas neurogenéticas nos últimos anos em relação à atiologia. A descoberta da proteína de ligação ao ADN TAR TDP-43 e as mutações do gene C9ORF72 (Schweikert, 2015) foram muito importantes. Estas últimas causam cerca de 25 % das doenças familiares (Muller et al., 2018). No entanto, mutações no gene C9ORF72 também foram identificadas na forma esporádica, razão pela qual deve haver uma pe- netrança incompleta deste gene (Ludolph, 2016). As mutações TDP-43 (TARDNP), por exemplo, são encontradas em menos de 5% das famílias na Alemanha (Muller et al., 2018). Outras mutações podem ser encontradas no gene SOD e no gene FUS (Lu- dolph, 2016). As mutações nos genes causam síntese de RNA adaptada e processos de influência de proteínas (Schweikert, 2015).

A degeneração do sistema nervoso localiza-se centralmente no cérebro, no tronco cerebral e na medula espinal e perifericamente nos neurónios motores. Nesta doença, apenas o sistema nervoso motor é afetado, enquanto o sistema nervoso autónomo permanece intacto. Isto significa que as sensações de tato, temperatura e dor, bem como a audição, a visão, o olfato e o paladar não são afectados. A função da bexiga e do intestino e a continência correspondente também não são afectadas pela doença (Lamprecht & Lamprecht, 2016).

3.2. Imagem clínica

Na esclerose lateral amiotrófica, é feita uma distinção entre a forma bulbar e a forma espinal (Ludolph, 2016). Se os primeiros sintomas aparecerem nas extremidades, por exemplo, sob a forma de paresia focal assimétrica, trata-se da forma espinal, que ocorre em cerca de dois terços das pessoas afectadas. A forma bulbar caracteriza-se por perturbações da fala e da deglutição, mas por vezes os músculos respiratórios também são afectados. Esta forma ocorre em cerca de 25 % dos casos (Schweikert, 2015).

A degenerescência do 1º e 2º neurónios motores e a sintomatologia que lhe está associada começam normalmente de forma focal e espalham-se pelo corpo sob a forma de um curso rápido e progressivo. Os sintomas iniciais são geralmente fasciculações focais, perturbações da motricidade fina e atrofia dos músculos das mãos, da parte inferior das pernas ou dos pés. Os pequenos músculos das mãos, os extensores das mãos e os elevadores dos pés são frequentemente afectados de forma mais grave, uma vez que são alimentados monossinapticamente pelos tratos piramidais (Ludolph, 2016). Outros sintomas iniciais podem incluir rouquidão, cãibras musculares ou rigidez muscular (Schweikert, 2015). No curso posterior da doença, a claudicação atrófica e espástica são sintomas típicos e os espasmos e fasciculações musculares também são frequentemente descritos pelos pacientes. No entanto, nunca são observados distúrbios sensoriais ou perturbações da bexiga em doentes com ELA. Cerca de 50 % dos doentes têm dificuldade em falar e 2 a 5 % apresentam demência frontal. Se ocorrerem sintomas bulbares centrais, isso pode levar a um aumento da permeabilidade dos afectos (Ludolph, 2016). Cerca de 70 % dos doentes com ELA sofrem de fadiga, 60 % de depressão e 50 a 80 % queixam-se de dores (Schweikert, 2015).

Na clínica, os sinais mais decisivos para um diagnóstico de ELA são bons reflexos intrínsecos com sinais positivos do trato piramidal e paresia e atrofia da musculatura, que inicialmente só se tornam visíveis num local e depois se espalham progressivamente. Outros sinais significativos são as fasciculações, os espasmos musculares e as perturbações comportamentais, bem como os défices cognitivos. No caso da paralisia bulbar, as perturbações da deglutição e a paresia da língua são também sintomas relevantes para o diagnóstico (Ludolph, 2016).

Devido ao curso anterior e à idade, não é possível fazer prognósticos fiáveis relativamente ao desenvolvimento futuro da doença. No entanto, sabe-se que o tempo de vida esperado é maior com uma idade de início mais jovem (Ludolph, 2016). De acordo com Ludolph (2016), a duração média da doença após o diagnóstico é de 24 meses e apenas um terço dos doentes vive com a doença durante 5 anos. Cerca de 10 a 20 % vivem mais de 10 anos após o diagnóstico (Lamprecht & Lamprecht, 2016). A taxa de sobrevivência decrescente após o início dos sintomas é novamente representada graficamente ao longo do tempo na Figura 1.

Figura 1

Taxa de sobrevivência após o início dos sintomas

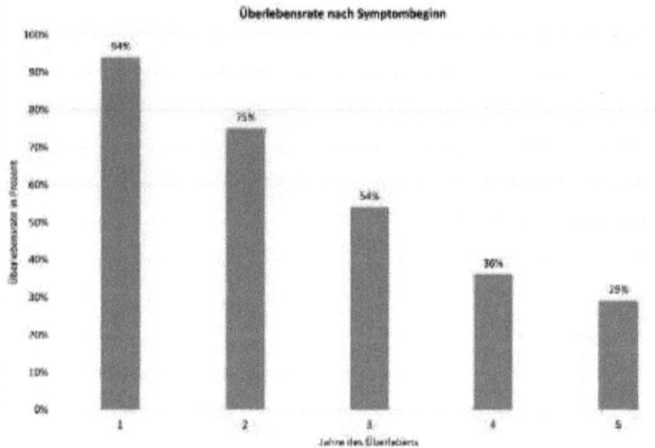

Nota. Baseado em "What is ALS?", de T. Meyer, 2022, p.11 (https://als-charite.de/wp-content/uploads/2019/01/WAS-IST-ALS.pdf).

Na fase final da doença, a progressão é extremamente grave e é indicado um tratamento adequado orientado para os sintomas relacionados com o catabolismo. Se os músculos respiratórios também forem afectados pela doença, ocorre uma insuficiência respiratória. Se não for tratada, esta situação conduz à anestesia com dióxido de carbono e, por fim, à morte do doente (Ludolph, 2016).

3.3. Diagnóstico

O objetivo do diagnóstico é detetar alterações degenerativas no 1º e 2º neurónios motores e, subsequentemente, diagnosticar a doença com certeza. Para diagnosticar a ELA, são recolhidas evidências clínicas, electrofisiológicas e neuropatológicas da degeneração dos neurónios motores ao verificar o estado clínico-neurológico. Os danos são analisados nas 4 regiões corporais bulbar, cervical, torácica e lombar (Ludolph, 2016). A ELA clássica apresenta perturbações numa ou mais destas regiões, que subsequentemente levam à progressão individual (Ludolph et al., 2021). Outros exames relevantes para o diagnóstico incluem biópsias musculares, miografias por agulha e testes de função pulmonar. A electroneurografia pode detetar uma velocidade de condução nervosa diminuída. Os tractos piramidais podem ser examinados por estimulação magnética transcraniana. O laboratório determina a creatina quinase, que está elevada em muitos doentes. A ressonância magnética e o exame do líquido cefalorraquidiano podem ser utilizados para excluir diagnósticos diferenciais (Ludolph, 2016). O diagnóstico final deve incluir a progressão e os sinais de lesão do 1º e 2º neurónios motores, incluindo alterações electromiográficas em músculos clinicamente não afectados. Para além disso, a presença de fasciculações e de velocidades de condução nervosa motora e sensitiva normais apoia a hipótese de ELA no momento do diagnóstico. Além disso, as alterações neurogénicas na eletromiografia e a ausência de bloqueios de condução no diagnóstico falam a favor da ELA (Ludolph, 2016).

Normalmente, demora um ano até que seja feito um diagnóstico final, uma vez que a exclusão de diagnósticos diferenciais demora muito tempo ou os médicos fazem diagnósticos iniciais errados (Schweikert, 2015). Os critérios El-Escorial são características da Federação Mundial de Neurologia de 1998, que melhor estimam a probabilidade de um diagnóstico de ELA (Ludolph, 2016; Schweikert, 2015). Além disso, esses critérios foram construídos para garantir a comparabilidade em estudos internacionais (Schweikert, 2015). No diagnóstico, dependendo da extensão dos sinais de danos, é feita uma distinção entre ELA definitiva/certa, provável, provavelmente apoiada em laboratório e possível (Ludolph, 2016).

A Escala de Classificação Funcional da Esclerose Lateral Amiotrófica-Revista (ALSFRS-R) é uma avaliação que mede a progressão das deficiências e incapacidades nos 3 níveis das funções bulbar, motora e respiratória. A diferença entre a Escala de Classificação Funcional da Esclerose Lateral Amiotrófica e a ALSFRS-R é que esta última tem em conta e avalia a dispneia, a ortopneia e o suporte ventilatório para além da escala original. Este parâmetro de reavaliação variável é utilizado na maioria dos estudos com doentes com ELA (Cedarbaum et al., 1999). A avaliação inclui 12 perguntas que são respondidas numa escala de 0 a 4. A opção de resposta 0 representa a incapacidade de realizar uma tarefa, enquanto 4 representa a realização normal de uma tarefa. Os pontos das perguntas individuais são depois somados e podem conduzir a um resultado de 0 no pior dos casos até um máximo de 48 pontos (Kalron et al., 2021). As tarefas a realizar dizem respeito à função bulbar, à função respiratória e às extremidades superiores e inferiores. As últimas 3 perguntas sobre a função respiratória referem-se a dispneia, ortopneia ou insuficiência respiratória (Cedarbaum et al., 1999). O quadro seguinte apresenta uma visão geral da ALSFRS-R.

Quadro 1

Amyotrophic Lateral Sclerosis Functional Rating Scale-Revised (Escala de Avaliação Funcional da Esclerose Lateral Amiotrófica-Revista)

Categoria	Pontos	Opções de resposta
1ª língua		
	4	Normal
	3	Perturbações da fala audíveis
	2	Tornar o texto compreensível através de repetições
	1	A linguagem é combinada com a comunicação não verbal
	0	Perda de linguagem inteligível

2. a salivação refere-se à saliva aquosa e não às secreções viscosas (muco), que se acumulam no

acumulam-se na garganta.

	4	Normal
3		Ligeiro, mas claramente aumento da saliva na boca, possivelmente perda nocturna de saliva da boca
2		Aumento significativo da saliva na boca, possivelmente ligeira perda de saliva da boca
1		Aumento significativo da saliva na boca, por vezes com perda de saliva da boca
0		Salivação significativa da boca, necessidade constante de um lenço

3. deglutição

4	Normal
3	Início de problemas alimentares - engasgamento ocasional
2	Alteração da consistência dos alimentos
1	Necessidade de alimentação suplementar por sonda
0	Ingestão de alimentos exclusivamente através de alimentação por sonda ou diretamente na corrente sanguínea (parentérica)

4. caligrafia: refere-se à mão utilizada para escrever antes da doença (esquerda ou direita)

4	Normal
3	Lento ou trémulo, todas as palavras são legíveis
2	Nem todas as palavras são legíveis
1	Consegue segurar a caneta de forma autónoma, mas não consegue escrever
0	Não consegue segurar a caneta

5a. Cortar alimentos e manusear talheres (doentes sem sonda de alimentação)

4	Normal
3	Um pouco lento e desajeitado, mas não é necessária ajuda
2	Consegue cortar a maior parte dos alimentos, mas de forma lenta e desajeitada, necessitando por vezes de ajuda
1	Os alimentos têm de ser cortados por alguém, mas pode comer lentamente sozinho
0	Deve ser consumido

5b. Manuseamento de tubos de alimentação e utensílios (doentes com tubos de alimentação)

4	Normal
3	Um pouco lento e desajeitado, mas pode efetuar todos os movimentos de forma independente
2	Por vezes, é necessária assistência no manuseamento de tampas e cápsulas
1	Pode fornecer um suporte mínimo para tubos de alimentação
0	Não é possível ajudar com o fornecimento de tubos em qualquer altura

6. vestir-se e higiene pessoal

4	Normal
3	Não é necessária qualquer alteração, mas está associada a um esforço considerável
2	Necessidade de assistência temporária ou de estratégias de apoio
1	Ajuda necessária
0	Totalmente dependente

7. Virar-se na cama e endireitar o edredão

4	Normal
3	Independente, mas mais lento e desajeitado
2	Pode ser feito de forma autónoma, mas envolve muito esforço
1	Pode começar a virar ou a endireitar o edredão, mas não consegue completar o movimento de forma autónoma
0	Não é possível virar ou endireitar o edredão sozinho

8. andar

4	Normal
3	Início da perturbação da marcha
2	Andar com apoio ou ajudas
1	Pode mover as pernas, mas não é possível andar
0	Não é possível efetuar movimentos específicos das pernas

9. subir escadas

4	Normal
3	Mais lento
2	Ligeira incerteza ou fadiga

1	Apoio necessário
0	Não é possível subir escadas

10. falta de ar

4	Sem falta de ar
3	Falta de ar com esforço moderado, por exemplo, caminhar
2	Falta de ar com um esforço mínimo, por exemplo, comer, tomar banho, secar-se, vestir-se, falar
1	Para a posição de repouso, dificuldades respiratórias quando sentado ou deitado
0	Falta de ar significativa em repouso, recurso a assistência respiratória mecânica devido a falta de ar

11. falta de ar quando se está deitado

4	Sem falta de ar ao deitar-se
3	Alguma dificuldade em dormir à noite devido a falta de ar, sem utilização repetida de mais de 2 almofadas
2	Almofadas adicionais necessárias para dormir (mais de 2 almofadas)
1	Dormir só é possível numa posição sentada
0	Dormir mal devido à falta de ar

12. disfunção respiratória

4	Sem ajuda respiratória
3	Utilização temporária de uma máscara respiratória
2	Utilização permanente de uma máscara respiratória durante a noite
1	Utilização contínua de uma máscara respiratória dia e noite
0	Fornecimento de ar através de uma incisão num tubo de ar (traqueostomia)

Anotação. De "Amyotrophic lateral sclerosis", por K. Schweikert, 2015, *Swiss Medical Forum - Schwei- zerisches Medizin-Forum*, 15(46), pp. 4-5 (https://doi.org/10.4414/smf.2015.02454).

4. Abordagens terapêuticas

Como ainda não foi possível encontrar uma cura que pare ou melhore a progressão da doença, o tratamento baseia-se em tratamento farmacológico, médico paliativo e principalmente orientado para os sintomas (Ludolph, 2016; Ludolph et al., 2021). A terapia requer a colaboração interdisciplinar entre neurologistas, gastroenterologistas, pneumologistas, psicólogos, terapeutas da fala, terapeutas ocupacionais, fisioterapeutas, nutricionistas e enfermeiros (Ludolph et al., 2021). O planeamento orientado para o futuro é importante devido à perda progressiva de função, uma vez que a gastrostomia endoscópica percutânea e a ventilação, por exemplo, podem tornar-se necessárias (Schweikert, 2015). Os cuidados médicos paliativos dos doentes com ELA têm muitos paralelos com os cuidados no domínio da oncologia (Ludolph et al., 2021). Especialmente no final, as discussões regulares sobre as medidas de fim de vida e a eutanásia ativa são tópicos importantes que são relevantes tanto nos grupos de apoio como nas discussões psicoterapêuticas com os doentes e os seus familiares (Ludolph, 2016). Os centros especiais de ELA são possíveis pontos de contacto que oferecem tratamento individual e multiprofissional e acompanham os doentes e os seus familiares ao longo da doença (Schweikert, 2015).

Em termos de terapias sem medicamentos, existem atualmente apenas algumas opções de intervenção eficazes, como os medicamentos Riluzole® e Edaravone®, ambos com um impacto apenas moderado no desenvolvimento da doença (Chid et al., 2020). Atualmente, o medicamento Edaravone® só está autorizado nos Estados Unidos da América, no Canadá, no Japão, na Coreia do Sul e na Suíça, mas não na União Europeia. Com o Riluzole®, por exemplo, pode conseguir-se um prolongamento da vida de cerca de 3 a 6 meses (Lunetta et al., 2016). No entanto, isto depende do momento em que o tratamento é iniciado durante o curso da doença. Neste ponto, convém referir que os primeiros sintomas da doença só aparecem quando 30 a 50 % dos neurónios já foram destruídos. Por conseguinte, é muito difícil iniciar uma terapia adequada numa fase inicial devido ao aparecimento tardio dos sintomas (Ludolph, 2016).

No âmbito da terapia medicamentosa, são também administrados medicamentos para a profilaxia ou tratamento de infecções, pneumonia, pseudo-hipersalivação e para reduzir a espasticidade. No entanto, devido a esta última, os doentes experimentam frequentemente uma sensação de fraqueza ainda maior, o que leva a uma maior incapacidade funcional na vida quotidiana. Cerca de um quarto dos doentes sofre de perturbações de ansiedade e depressão, que, por sua vez, são tratadas com psicoterapia e medicação (Ludolph, 2016).

O principal objetivo das intervenções de fisioterapia é assegurar a independência e manter a qualidade de vida (Schweikert, 2015). A fisioterapia também se concentra no tratamento orientado para os sintomas e pode ter diferentes focos, dependendo da fase da doença e da situação individual (Meyer, 2022). A manutenção da função locomotora é muitas vezes o principal objetivo da terapia, uma vez que a perda da capacidade de andar leva geralmente a alterações escolióticas na coluna vertebral, contraturas e disfunção respiratória (Lamprecht & Lamprecht, 2016). A disponibilização de ajudas sob a forma de andarilhos ou cadeiras de rodas adequadas é um aspeto importante da gestão fisioterapêutica para garantir uma função locomotora independente (Schweikert, 2015). O contexto terapêutico também trabalha para melhorar a resistência cardiovascular e mobilizar a secção torácica do corpo para facilitar a função respiratória (Lamprecht & Lamprecht, 2016). Além disso, a mobilidade, a tosse e a função respiratória devem ser mantidas e a espasticidade e a dor devem ser evitadas tanto quanto possível (Schweikert, 2015). A utilização de treinadores de movimento e de dispositivos para melhorar o equilíbrio faz parte do treino orientado para a tarefa. A terapia de treino médico também pode ser usada como uma forma individualizada de terapia para pacientes neurológicos (Lamprecht & Lamprecht, 2016).

Para além da progressão geral da doença, a resiliência individual do doente é também influenciada pelos órgãos afectados e pelas fraquezas musculares existentes. Por isso, durante o treino, é importante garantir uma gestão suficiente das pausas, bem como dos sintomas de sobrecarga, como dores musculares, cãibras musculares, sensação de peso nas extremidades ou falta de ar persistente após o treino (Lamprecht & Lamprecht, 2016).

Os dois capítulos seguintes descrevem mais pormenorizadamente o treino de resistência e o treino de força. Além disso, as opções de terapia fisioterapêutica na terapia de treino médico são explicadas em mais pormenor.

4.1. Treino de resistência

A resistência é geralmente entendida como a capacidade de suportar uma carga motora durante um período de tempo mais longo e de resistir a uma diminuição do desempenho físico durante o maior tempo possível. A recuperação após a atividade é mais rápida ou mais lenta, dependendo do estado de treino em termos de capacidade de endurance (Lamprecht & Lamprecht, 2016). O sistema cardiopulmonar é centralmente responsável pelo desempenho específico da resistência e os processos metabólicos nos músculos são perifericamente responsáveis (Hanakam & Ferrauti, 2020).

Em termos de métodos de treino, é feita uma distinção no treino de resistência entre o método contínuo e o método intervalado (Hanakam & Ferrauti, 2020). Na prática, o método contínuo é normalmente utilizado, com o exercício contínuo a durar geralmente cerca de 20 a 30 minutos. Se esta duração não for controlável para os doentes, pode também ser utilizado o método intervalado (Lamprecht & Lamprecht, 2016). A alternância claramente definida das fases de stress e das chamadas pausas "gratificantes" é caraterística do método intervalado (Hanakam & Ferrauti, 2020).

Existem também 4 áreas diferentes de treino de resistência: regeneração/compensação (ReKom), resistência básica 1 (GA1), resistência básica 2 (GA2) e treino de resistência específico para competição (WSA). Dependendo da literatura e do tipo de desporto, existem outras zonas e subcategorias de treino (Hanakam & Ferrauti, 2020). O chamado modelo norueguês é frequentemente utilizado na prática e divide as zonas de treino em 5 níveis (Seiler & Ton- nessen, 2009, citado em Hanakam & Ferrauti, 2020). As 5 zonas são ilustradas na tabela seguinte.

Quadro 2

O modelo norueguês

Zona	Área de formação	VO2 [% max]	% do HFmax
1	ReKom e GA1	45-65	55-75
2	GA1 E GA1/2	66-80	75-85
3	GA1/2 E GA2	81-87	85-90
4	WSA	88-93	90-95
5	WSA	94-100	95-100

ReKom = regeneração/compensação, GA1 = resistência de base 1, GA2 = resistência de base

Observação. 2

endurance 2, WSA = treino de endurance específico para competição, $vo2max$ = consumo máximo de oxigénio, HRmax = frequência cardíaca máxima. De *"Trainingswissenschaft fur die Sportpraxis"*, de S. Seiler & E. Ton-nessen, 2009, citado de F. Hanakam & A. Ferrauti, 2020, Springer Berlin Heidelberg, p. 378 (https://doi.org/10.1007/978-3-662-58227-5).

A fim de determinar uma intensidade de exercício adequada para doentes neurológicos, é definido um intervalo de frequência cardíaca de treino eficaz adequado. Esta pode ser calculada utilizando a fórmula de Karvonen, que tem a seguinte composição: Frequência cardíaca de treino = (frequência cardíaca máxima - frequência cardíaca em repouso) * 0,4 + frequência cardíaca em repouso. O 0,4 representa a intensidade do treino, que actua como o limite inferior de carga no início do treino de resistência para doentes neurológicos não treinados. O limite superior de exercício para doentes mais bem treinados é calculado como 0,85 em vez de 0,4. Isto resulta num intervalo de frequência cardíaca no qual os doentes neurológicos podem treinar. Esta gama é designada por recom, GA1 e GA2. A resistência básica, em particular, deve ter prioridade no treino de doentes neurológicos. Os pacientes com doenças neuromusculares têm mais tendência a dar prioridade ao treino intervalado de 2 a 5 minutos de esforço com um

Recomenda-se uma pausa de um minuto cerca de 3 vezes por semana (Lamprecht & Lamprecht, 2016).

No que diz respeito à participação e às actividades da vida diária dos doentes com ELA, andar, por exemplo, requer um certo nível básico de resistência (Lamprecht & Lamprecht, 2016). Muitas actividades sociais que requerem um certo nível de resistência são realizadas com menos frequência se houver um défice correspondente. Isto resulta numa espiral negativa que restringe progressivamente a qualidade de vida devido à redução do funcionamento físico (van Groenestijn et al., 2019). Se a atividade reduzida se mantiver durante um período de tempo mais longo, conduz a um maior descondicionamento e, devido à redução da resiliência, a um aumento da inatividade física (Dalbello-Haas et al., 2008, citado por van Groenestijn et al., 2019).

4.2. Treino de força

A definição de força é a capacidade do sistema de músculos e nervos para realizar trabalho de forma concêntrica, excêntrica ou estática. A contração dos músculos está sujeita a processos metabólicos e de inervação complexos. A força muscular gerada durante uma contração muscular pode ser medida utilizando a escala do Medical Research Council e é categorizada na prática como graus de força de 0 a 5 (Lamprecht & Lamprecht, 2016).

Durante o treino de força, um músculo é submetido a um stress mecânico repetido (Hoppeler et al., 2011, citado em Lamprecht & Lamprecht, 2016). Isto leva a uma adaptação fisiológica das estruturas neuromusculares no organismo humano. Devido ao aumento da atividade do tecido neuronal, as unidades motoras trabalham em conjunto de forma sinérgica e mais eficiente. O facto de várias unidades motoras ficarem activas ao mesmo tempo leva a uma rápida melhoria da força muscular. Se o treino for continuado durante várias semanas ou meses, ocorre a chamada hipertrofia muscular, em que o músculo aumenta de tamanho (Friedmann, 2007, citado em Lamprecht & Lamprecht, 2016).

Em princípio, no treino da força, distingue-se entre força de resistência, hipertrofia, força máxima, força de velocidade e força reactiva. Para cada forma, são utilizados parâmetros de treino diferentes. No treino de resistência de força, por exemplo, o treino é efectuado a 75 a 80 % do máximo individual de uma repetição (1RM) e no treino de hipertrofia a 80 % (Diemer & Sutor, 2010). A 1RM é definida como o peso máximo que pode ser levantado uma vez, mantendo a execução correcta do exercício. Para determinar a 1RM, o teste é normalmente efectuado com o exercício utilizado no treino (Grgic et al., 2020). A tabela seguinte fornece uma visão geral dos métodos de treino da força e ilustra os seus parâmetros de treino.

Quadro 3

Métodos e parâmetros de treino de força

Parâmetros	Métodos de treino de força				
	Resistência à força	Hipertrofia	Resistência máxima	Força de velocidade	Força reactiva
Repetição gen	15-20 (< 2 min.)	8-12 (< 1 min.)	1-3 (5)	1-6	10-12
Série	3-4	3-4	3-4	1-3	3-5
Intervalo	0,5-1 min. (desporto) 1-2 min. (Reabilitação)	2-3 min. 45 seg.	5 min.	1-3 min.	10 min.
Ritmo	2/0/2	1/0/1 3/0/1	1/0/1	explosivo	a cada 6-8 segundos.

Nota. Min. = minuto, seg. = segundo. De *"Praxis der medizinischen Trainingstherapie II"*, de D. Schmidtbleicher, 2005, citado de F. Diemer & V. Sutor, 2010, Georg Thieme Verlag, p. 2 (https://doi.org/10.1055/b-004-140678).

O treino de força, resistência e velocidade desempenha um papel particularmente importante na reabilitação neurológica. A hipertrofia da massa muscular não é o foco principal do treino de força para doentes neurológicos, mas sim uma melhoria da força para facilitar as actividades diárias e manter a independência. O objetivo é trabalhar a funcionalidade para que, por exemplo, no caso de um défice de força no extensor do joelho, seja possível realizar uma

a função de locomoção continua a ser possível. Não é apenas a força do músculo quadríceps femoral que é decisiva neste caso, mas também a contração repetitiva em termos de resistência de força. Em termos de parâmetros de treino, muitos doentes neurológicos treinam com 60 a 80 % de 1RM com 8 a 10 repetições, 3 vezes por semana, com pelo menos um dia de descanso entre elas. O treino é sempre baseado nos sintomas clínicos. No entanto, devido à falta de estudos, ainda não é possível definir parâmetros explícitos, especialmente para doenças neuromusculares como a ELA. No entanto, recomenda-se uma frequência de treino de 3 vezes por semana com um dia de intervalo entre elas (Lamprecht & Lamprecht, 2016).

Muitos doentes foram anteriormente aconselhados a evitar a atividade física regular para poupar a força muscular (Coble, 1985, citado em Merico et al., 2018). No entanto, a terapia de treinamento médico é um componente importante na reabilitação de doenças neuromusculares (Lamprecht & Lamprecht, 2016).

4.3. Treino de resistência e força na terapia

A parte seguinte da revisão da literatura refere-se a 7 estudos que investigaram os efeitos do treino de resistência e força em doentes com ELA. O nível de significância para todos os estudos foi de $p < 0,05$.

Clawson et al. (2018) investigaram a contractibilidade do treino de resistência e força em doentes com ELA num estudo aleatório e controlado ao longo de 6 meses. Os participantes do estudo foram divididos em 3 grupos, com 21 participantes submetidos a treino de mobilidade, 18 submetidos a treino de força e 20 submetidos a treino de resistência 3 vezes por semana. Os participantes foram incluídos se tivessem ELA possível, provável, apoiada em laboratório, provável ou definitiva, de acordo com os critérios de El-Esco. Não foram definidos critérios de exclusão, mas foram definidos alguns critérios demográficos básicos durante o recrutamento. As intervenções foram primeiro explicadas aos doentes por fisioterapeutas e depois realizadas de forma autónoma em casa. Durante o treino de força concêntrica, a extremidade superior, a flexão do casco e a flexão e extensão do joelho foram exercitadas em 2 séries de 8 repetições utilizando manguitos de peso e pesos livres com 40 a 70 % de 1RM. O treino de resistência foi efectuado com um ergómetro para os membros superiores e inferiores a 40 a 70% da frequência cardíaca de reserva. O treino de flexibilidade incluía alongamentos passivos com um tempo de retenção de 30 segundos e 4 repetições de vários músculos das extremidades superiores e inferiores. O parâmetro de resultado primário foi a contractibilidade do treino após 24 semanas. Se mais de 50% das intervenções terapêuticas planeadas fossem realizadas, a terapia era considerada tolerada pelos doentes. Os parâmetros de resultados secundários incluíram a ALSFRS-R, a Qualidade de Vida Específica da Esclerose Lateral Amiotrófica-Revista (ALSSQoL-R), a Capacidade Vital Forçada (FVC), a Escala de Gravidade da Fadiga (FSS), a Escala Visual Analógica, a Escala de Espasticidade de Ashworth e outras medições relacionadas com a ELA. Todos os 3 métodos de treino continuaram a ser tolerados e considerados seguros após 12 e 24 semanas. No entanto, os participantes do grupo de treino de resistência mostraram menor adesão em comparação com os do grupo de flexibilidade (p = 0,01). Após 12 e 24 semanas, os grupos de treino de flexibilidade e força apresentaram a maior adesão. Os parâmetros dos resultados secundários não apresentaram diferenças. Os autores concluem que o treino físico não favorece a progressão da doença e que as três intervenções terapêuticas podem ser efectuadas com segurança.

Num estudo aleatório e controlado, Lunetta et al. (2016) examinaram os efeitos de 3 programas de exercício rigorosamente monitorizados (SMEP, Strictly monitored exercise programme) em comparação com o Programa de Cuidados Usuais (UCP). Os critérios de inclusão incluíram uma idade entre 18 e 75 anos, um índice de massa corporal maior ou igual a 18 e um ALSFRS-R de pelo menos 3 pontos. Além disso, foram incluídos indivíduos com ELA definitiva, provável ou provável suportada por laboratório com uma duração da doença inferior ou igual a 24 meses. As doenças cardiovasculares, a deterioração mental grave e a falta de adesão foram definidas como critérios de exclusão do estudo. Os 60 participantes do estudo foram distribuídos igualmente pelo grupo UCP ou pelo grupo SMEP, sendo este último dividido em 3 grupos de 10 participantes cada. O grupo SMEP-1 completou um programa de treino de 20 minutos em cicloergómetro a 60% da potência máxima e exercícios anti-gravidade em 3 séries de 3 repetições cada para músculos com um nível de força de pelo menos 3. O grupo SMEP-2 realizou apenas exercícios activos contra a gravidade com os mesmos parâmetros do SMEP-1 e os sujeitos do SMEP-3 realizaram 20 minutos de exercícios passivos com 20 movimentos de flexão-extensão cada. Todos os participantes do estudo nos grupos SMEP treinaram 6 grupos musculares das extremidades superiores e inferiores durante 6 meses, alternando entre treinar todos os dias durante 2 semanas num mês e fazer uma pausa nos restantes dias. O treino clássico do grupo UCP consistiu em exercícios passivos com 20 movimentos de flexão-extensão durante 20 minutos e alongamentos de todas as extremidades e foi efectuado duas vezes por semana. A ALSFRS-R foi utilizada como parâmetro de resultado primário, com o número de mortes e traqueotomias e alterações na qualidade de vida como parâmetros secundários. A ALSFRS-R, a CVF e o Questionário de Qualidade de Vida Mc Gill foram avaliados no início do estudo e após 2, 4 e 6 meses. Os 3 grupos com programas de exercício estritamente supervisionados tiveram pontuações significativamente mais elevadas na ALSFRS-R após 6 meses, em comparação com o grupo UCP (p = 0,0298). Relativamente aos 3 subgrupos do SMEP, o grupo SMEP-1 foi aquele em que foi encontrada a diferença mais significativa na ALSFRS-R em comparação com o grupo UCP. Não foram encontradas diferenças relativamente à taxa de sobrevivência, qualidade de vida e função respiratória nos grupos SMEP.

Num estudo piloto randomizado e controlado realizado por Merico et al. (2018), os efeitos do treino de resistência em combinação com o treino de força isométrica e submáxima foram investigados em comparação com o tratamento convencional. Os critérios de inclusão foram ELA esporádica ou familiar e um grau 1 a 3 dos estágios de Sinaki-Mulder, o que corresponde a um grau leve a moderado de incapacidade. Os critérios de exclusão incluíam um historial de outras doenças neurológicas, ventilação mecânica, doenças metabólicas e a incapacidade de andar, embora fossem permitidos dispositivos de assistência. Dos 46 sujeitos, 26 treinaram com o programa de exercícios específicos e 20 seguiram o modelo padrão de neuroreabilitação. No programa de exercícios específicos, foram realizadas 3 repetições com 80% da duração máxima da contração com um elástico para cada segmento muscular bilateral, com uma pausa de 30 segundos após cada exercício. O treino de resistência foi efectuado a 65% da frequência cardíaca máxima durante 15 a 20 minutos. Consoante o grau de incapacidade do doente, foi utilizada uma passadeira ou um ergómetro para o membro superior ou inferior. O programa de treino de uma hora foi efectuado diariamente durante 5 semanas. As intervenções do grupo de controlo consistiram em alongamentos, mobilizações activas e reforço muscular geral, evitando contracções concêntricas e excêntricas e tendo em conta a fadiga dos doentes. Ambos os grupos foram também supervisionados por terapeutas da fala, psicoterapeutas e terapeutas ocupacionais. Os parâmetros de resultado incluíram a Medida de Independência Funcional, o Teste de Marcha de Seis Minutos (TC6), o FSS e o

Medical Research Council Sum Score em combinação com um dinamómetro para avaliar a força muscular. O grupo de intervenção apresentou uma melhoria estatisticamente significativa (p < 0,05) na Medida de Independência Funcional, na Fadiga e na Pontuação Sumária do Medical Research Council em comparação com o grupo de controlo. Todos os doentes foram também submetidos a um teste de creatina quinase para detetar eventuais danos causados pelo treino físico, mas não se verificaram alterações nos valores medidos após o treino. Os autores concluem que o treino físico de intensidade moderada ajuda a prevenir o descondicionamento e a atrofia muscular.

Kalron et al. (2021) investigaram os efeitos de 12 semanas de treino combinado de resistência e força num estudo aleatório e controlado. Os critérios de inclusão incluíam ELA provável, provável assistida por fígado ou definitiva e uma idade entre 30 e 65 anos. Os critérios de exclusão foram, por exemplo, a incapacidade de andar, outras doenças neurológicas, metabólicas ou neuropsicológicas, ventilação mecânica ou participação simultânea noutro estudo. Os 32 sujeitos de teste foram divididos aleatoriamente em 2 grupos, sendo que 16 completaram um programa de treino combinado composto por treino de flexibilidade, resistência e força e 16 completaram uma terapia com alongamentos. Ambos os grupos treinaram duas vezes por semana durante 12 semanas. O grupo de controlo realizou exercícios de alongamento para os membros inferiores e superiores de forma independente em casa. O grupo de intervenção treinou a resistência com uma bicicleta reclinada, a flexibilidade com alongamentos e exercícios passivos e a força com exercícios funcionais como agachamentos ou lunges. A intensidade do treino de força foi de 8 a 12 repetições de 1 a 2 séries cada. O treino de resistência foi efectuado a 40 a 60% da reserva da frequência cardíaca, que é calculada como a diferença entre a frequência cardíaca máxima e a frequência cardíaca em repouso. Os parâmetros de resultado incluíram a ALSFRS-R, a função do trato respiratório, o teste de caminhada de 2 minutos (2MWT) e a qualidade de vida, que foram analisados uma semana antes do início, após 6 semanas e no final. Foram encontradas diferenças significativas a favor do grupo de intervenção no que respeita à função respiratória, ao 2MWT e à ALSFRS-R. Em algumas subcategorias do Short Form Survey, o grupo com o treino combinado também teve um melhor desempenho. O grupo de controlo apresentou uma deterioração significativa na CVF, na ALSFRS-R e no 2MWT.

No seu estudo aleatório e controlado, Ferri et al. (2019) tentaram encontrar um programa de treino seguro e eficaz para doentes com ELA e investigar os efeitos do treino combinado de resistência e força. Participaram no estudo 16 indivíduos, 8 dos quais foram atribuídos a um grupo de treino e 8 a um grupo UCP. Os critérios de inclusão foram a capacidade de operar uma bicicleta ergométrica e um diagnóstico há menos de 48 meses. Foram excluídos os indivíduos com doenças cardiopulmonares ou infecciosas agudas. O grupo de controlo recebeu terapias manuais passivas uma vez por semana durante 12 semanas. O grupo de intervenção treinou 3 vezes por semana, durante uma hora, durante 12 semanas. O treino supervisionado consistiu em ciclismo a 80% do limiar de trocas gasosas (GET) e treino de força a 60% de 1RM. Este último foi efectuado em 3 séries de 10 repetições cada para os membros superiores e inferiores. Foram também efectuados exercícios de equilíbrio e de alongamento. Os parâmetros de resultado incluíram a ergoespirometria, o Timed Up And Go (TUG), o TC6, o ALSFRS-R e o Mc Gill Quality of

Life Questionnaire foram utilizados. Estes foram avaliados no início e após 12 semanas. Foi encontrada uma diferença significativa entre os dois grupos para o TUG ($p = 0,002$). O TC6 não mostrou alterações significativas no que respeita à distância percorrida, mas observou-se uma ligeira melhoria no grupo de intervenção e uma deterioração no grupo UCP. A ALSFRS-R diminuiu significativamente no grupo UCP ($p = 0,01$), mas a diminuição não foi significativa no grupo de intervenção ($p = 0,11$). No grupo de intervenção, a 1RM do extensor do joelho mostrou uma tendência para melhorar, mas esta diferença não foi estatisticamente significativa (p = 0,57). A diferença na qualidade de vida não foi significativa entre os dois grupos, mas os valores no grupo de treino mantiveram-se praticamente iguais (p = 0,99) e os do grupo UCP apresentaram uma tendência para diminuir (p = 0,09). O GET mostrou uma melhoria significativa no grupo de intervenção (p = 0,009), enquanto os valores se deterioraram no grupo de controlo (p = 0,001).

No artigo de investigação de Jensen et al. (2017), foram investigados os efeitos do treino de força em doentes com ELA. Participaram no estudo seis indivíduos. Os critérios de inclusão foram, por exemplo, ELA definida ou provável e a capacidade de se deslocar ao centro de testes. Os critérios de exclusão foram problemas neurológicos ou outros problemas médicos graves e a falta de adesão. Os participantes no estudo foram seguidos durante 12 semanas e examinados regularmente, de modo a monitorizar a progressão individual da doença e a poder utilizar os dados documentados como valores de controlo. Os sujeitos do estudo completaram então um programa de treino de 12 semanas, composto por 2 a 3 sessões de treino por semana. As sessões consistiam num aquecimento de 5 minutos no ergómetro, seguido de 6 exercícios de força para a parte superior e inferior do corpo, tais como elevações da barriga das pernas ou abdominais. A intensidade do treino era inicialmente de 12 repetições com um máximo de 15 repetições em 3 séries, mas foi aumentando continuamente. Os parâmetros de resultado incluíram a ALSFRS-R, a subida da cadeira em 30 segundos, o TUG e a morfologia das fibras musculares. Os resultados mostraram que o treino não influenciou significativamente a ALSFRS-R. Os resultados da ALSFRS-R pioraram mais em 3 indivíduos na fase de treino do que na fase de controlo, e em outros 2 os valores diminuíram na mesma medida em ambos os períodos. Os sujeitos do teste melhoraram no teste de elevação da cadeira (p < 0,06). Em contrapartida, 2 participantes do estudo melhoraram ou pioraram no TUG. Em termos de força, verificou-se uma diminuição globalmente maior da força durante o período de treino em comparação com a fase de controlo. Esta diminuição foi significativa para a extensão do joelho, a força de preensão e a extensão da perna (p < 0,05).

A composição das fibras musculares não se alterou durante o período de estudo.

No estudo aleatório e controlado, van Groenestijn et al. (2019) investigaram a eficácia do treino aeróbico em doentes com ELA. Participaram 57 pessoas, 27 das quais receberam cuidados padrão em combinação com treino de resistência e 30 das quais receberam apenas cuidados padrão. Os critérios de inclusão foram uma idade entre os 18 e os 80 anos, uma CVF de pelo menos 80 %, uma esperança de vida superior a um ano, a capacidade de caminhar durante pelo menos 10 minutos e de andar de bicicleta durante pelo menos 15 minutos. Para além disso, foram incluídos doentes com ELA possível, provável, provável assistida em laboratório e definitiva. As deficiências cognitivas, as perturbações psiquiátricas e a falta de conhecimento da língua neerlandesa estavam entre os critérios de exclusão. O treino de resistência consistiu num programa de treino de ciclismo de 16 semanas. As unidades de treino foram realizadas de forma autónoma duas vezes por semana em casa, no ergómetro, e supervisionadas uma vez por semana no centro de reabilitação, no ergómetro ou na passadeira, por fisioterapeutas com formação específica. O programa supervisionado consistia num aquecimento de 5 minutos, 30 minutos de treino de resistência, 20 minutos de exercícios de força para os quadríceps, bíceps e tríceps e um arrefecimento final de 5 minutos. A intensidade foi aumentada gradualmente de 50 para 75 % da frequência cardíaca de reserva e de 20 para 35 minutos durante o programa de treino em casa. Os exercícios foram efectuados a 40-50 % do máximo de recuperação. A intensidade também foi monitorizada através da escala de esforço percebido de Borg, sendo o nível de esforço entre 11 e 14. Os cuidados habituais foram prestados por uma equipa multidisciplinar que incluía terapeutas ocupacionais, terapeutas da fala, nutricionistas, psicólogos e psiquiatras.

fisioterapeutas. Os parâmetros de resultados primários foram o questionário de avaliação da ELA com 40 itens, o Resumo do Componente Mental, o Resumo do Componente Físico e o

Short-Form Survey. Não foram encontradas diferenças significativas entre os dois grupos para os parâmetros de resultados primários. Também não foram encontradas alterações significativas nos parâmetros de resultados secundários que lidavam com limitações ao nível da atividade e da participação, como o TUG. Os autores concluíram que o treino combinado não foi superior ao tratamento padrão em termos de manutenção da qualidade de vida.

5. Discussão

Nesta tese de licenciatura, foram analisados os efeitos do treino de resistência e de força nos sintomas de doentes com esclerose lateral amiotrófica. Os parâmetros de resultados dos estudos analisados forneceram resultados muito heterogéneos e apenas parcialmente significativos do ponto de vista estatístico. A ALSFRS-R só mostrou melhorias estatisticamente significativas a favor dos grupos de intervenção em Lunetta et al. (2016) e Kalron et al. (2021) (p <0,05). Em contraste, Clawson et al. (2018), Jensen et al. (2017) e van Groenestijn et al. (2019) não conseguiram identificar quaisquer alterações em relação ao ALSFRS-R. Em Ferri et al. (2019), a ALSFRS-R diminuiu tanto no grupo de intervenção como no grupo de controlo. Infelizmente, Merico et al. (2018) não utilizaram a ALSFRS-R no seu estudo.

Para além disso, as publicações científicas concluem que tanto o treino de resistência como o de força, bem como a combinação destes, podem ter uma influência positiva na função respiratória, mobilidade, fadiga e qualidade de vida. No entanto, tal como acontece com a ALSFRS-R, as avaliações correspondentes forneceram resultados heterogéneos e apenas parcialmente significativos.

Clawson et al. (2018) também descrevem que foi observada uma tendência para menos quedas nos participantes dos grupos de treino de resistência e força, o que ajudou a prevenir lesões. Os pacientes de Kalron et al. (2021) e Lunetta et al. (2016) também relataram uma melhora no bem-estar subjetivo após as sessões de treinamento. Isso é significativo porque o desconforto emocional está associado a uma maior agressividade na ELA (Prell et al., 2019). De acordo com Young et al. (2019), os parâmetros mais importantes que os pacientes com ELA associam subjetivamente à qualidade de vida são as funções físicas mantidas do seu corpo e a extensão da sua ansiedade. A atividade física pode atenuar a redução do desempenho físico induzida pela doença e, assim, influenciar positivamente a qualidade de vida correlacionada (Ferri et al., 2019).

Embora a ALSFRS-R em Clawson et al. (2018), Jensen et al. (2017) e van Groenestijn et al.

(2019) não tenha melhorado como resultado das intervenções, vale a pena mencionar neste ponto que o treinamento não causou uma exacerbação e não teve um impacto negativo na progressão da doença. Isto permite concluir que as intervenções realizadas não são, de qualquer modo, inúteis, uma vez que uma redução da atividade física pode levar a um descondicionamento cardiovascular e a uma fraqueza muscular que, por sua vez, resulta numa fraqueza global nos doentes com ELA. Se esta inatividade persistir, pode também levar a atrofia, contraturas e dor, que limitam as actividades da vida diária (Merico et al., 2018).

No passado, os especialistas aconselhavam as pessoas que sofriam de ELA a não realizarem treino físico, alegando que o tecido muscular danificado pelo treino poderia levar a uma progressão mais rápida (Bello-Haas & Florence, 2013). No entanto, a literatura atual mostra claramente que tanto o treino de resistência como o de força podem ser realizados com segurança (Clawson et al, 2018; Ferri et al, 2019; Jensen et al, 2017; Lunetta et al, 2016; Merico et al, 2018; van Groenestijn et al, 2019). Embora o processo neurodegenerativo não possa ser completamente interrompido pelo treinamento de resistência e força, o treinamento realizado nos estudos também não mostrou nenhum efeito prejudicial sobre a doença ou sua progressão (Clawson et al., 2018; van Groenestijn et al., 2019). De acordo com a atual meta-análise de Meng et al. (2020), a função pulmonar e as capacidades funcionais dos doentes com ELA também podem ser significativamente melhoradas pela atividade física sem quaisquer efeitos secundários prejudiciais. É de notar que as deficiências não se devem apenas à doença em si, mas também ao desuso dos músculos. Se o treino físico for utilizado de forma adequada, tanto os factores físicos como psicológicos podem ser influenciados positivamente (Lunetta et al., 2016; Merico et al., 2018). Em resumo, pode concluir-se da literatura que o treino personalizado é uma forma de os doentes manterem, tanto quanto possível, as suas funções físicas e a sua qualidade de vida (Ferri et al., 2019; Kalron et al., 2021).

O número reduzido de participantes incluídos e o cancelamento prematuro destes participantes devem ser vistos de forma crítica nos estudos analisados. O significado dos resultados é enfraquecido pela baixa participação dos sujeitos de teste. Uma vez que a ELA é uma doença progressiva que se pode deteriorar rapidamente, faria sentido ter em conta uma certa taxa de desistência aquando do recrutamento de participantes. No estudo de Jensen et al. (2017), por exemplo, havia apenas 6 participantes, dos quais apenas 5 completaram o estudo na totalidade. No estudo de Lunetta et al. (2016), havia apenas 10 participantes em cada um dos 3 grupos de intervenção e 8 das 30 pessoas terminaram a sua participação no estudo no decurso do mesmo. Em Merico et al. (2018), 8 dos 46 participantes também abandonaram o programa prematuramente. Apenas 10 dos 27 pacientes do grupo de intervenção completaram o protocolo do estudo de van Groenestijn et al. (2019).

No que diz respeito aos critérios de inclusão, pode dizer-se que os estudos utilizados definiram diferentes critérios de seleção para a inclusão dos sujeitos do teste. Isto significa que os doentes que apenas têm um possível caso de ELA também participaram, o que pode levar a distorções nos resultados disponíveis no caso de um diagnóstico incorreto. Por exemplo, Clawson et al. (2018) e van Groenestijn et al. (2019) incluíram indivíduos com todos os 4 critérios El-Escorial, mas Jensen et al. (2017) apenas incluíram pessoas com ELA definitiva ou provável. Os autores Lunetta et al. (2016) salientam que outros critérios de inclusão não claramente definidos, como o género, a dieta, as comorbilidades e as atividades profissionais, bem como o tipo, a frequência e a duração das diferentes intervenções, também podem contribuir para a heterogeneidade dos resultados de vários estudos. Além disso, os critérios de inclusão dos estudos de Clawson et al. (2018) e Kalron et al. (2021) não tiveram em conta a progressão da doença. Isto torna difícil compreender as deficiências físicas já presentes. A este respeito, deve ser colocada a questão de saber em que fase da doença o treino de resistência e força é relevante na terapia. Numa fase mais avançada, outras medidas terapêuticas e interdisciplinares podem ser mais importantes do que a terapia de treino médico. Também nos restantes estudos principais, o anterior

A duração da doença varia muito entre os indivíduos testados. No caso da ELA, no entanto, faz sentido saber o momento do início dos sintomas e, portanto, a duração da doença correlacionada, uma vez que esta doença está sujeita a uma certa progressão. Também é questionável se as intervenções alcançam um melhor efeito em pacientes com um valor ALSFRS-R baixo ou alto no início do estudo.

A distinção entre progressão espinhal e bulbar nos participantes do estudo incluído também foi negligenciada, embora os sintomas que ocorrem sejam significativamente diferentes, especialmente nos estágios iniciais da doença. No estudo de Merico et al. (2018), 5 pacientes com a forma bulbar da doença estavam no grupo com o modelo padrão de neuroreabilitação e apenas um paciente estava no grupo de intervenção correspondente. Os parâmetros de resultado poderiam ter sido influenciados pelas diferentes formas de progressão dos sujeitos de teste participantes, uma vez que as perturbações da fala ou da deglutição não afectam a mobilidade na mesma medida que a fraqueza muscular nas extremidades, como é o caso da forma de progressão espinal.

Também faria sentido registar a progressão individual dos sujeitos de teste antes de realizar o estudo, de modo a poder interpretar melhor as alterações no decurso do estudo. Jensen et al. (2017), por exemplo, seguiram os participantes do estudo durante 12 semanas e observaram a progressão individual dos doentes, tendo documentado esses valores. Estes dados foram depois utilizados como valores comparativos. Valeria a pena considerar a escolha desta abordagem também para outros estudos e incorporar os valores na avaliação dos parâmetros de resultado numa data posterior. Os outros 6 estudos analisados não o fizeram. É preciso ter em conta que um agravamento dos sintomas pode dever-se a uma progressão rápida da doença e pode ter pouco a ver com a intervenção efectuada.

Neste contexto, Clawson et al. (2018) mediram a conformidade dos sujeitos de teste após 24 semanas. Se mais de 50% das intervenções terapêuticas planeadas fossem concluídas, a terapia era considerada tolerada pelos pacientes. Dos 3 grupos de treino de força, resistência e flexibilidade, todos os tipos de intervenção continuaram a ser tolerados após 24 semanas, mas o grupo de resistência teve a pior adesão. Uma hipótese possível para este resultado poderia ser o facto de o treino de resistência ser demasiado intensivo com o método de resistência realizado e de um método intervalado poder ser mais fácil de realizar pelos doentes como alternativa.

As avaliações utilizadas, relacionadas com o desempenho funcional e a mobilidade dos doentes, eram muito heterogéneas nos estudos incluídos. Isto constituiu um obstáculo para responder à pergunta de investigação, uma vez que não podiam ser diretamente comparadas entre si. Por exemplo, Kalron et al. (2021) utilizaram o 2MWT, Ferri et al. (2019) e van Groenestijn et al. (2019) utilizaram o TUG e Jensen et al. (2017) utilizaram o teste de elevação da cadeira. Para além do treino combinado de resistência e força, o grupo de intervenção de Ferri et al. (2019) também avaliou o equilíbrio e a mobilidade. Pode presumir-se que isto teve uma influência positiva nos parâmetros de resultados medidos. Isso levanta a questão de saber se a melhoria do equilíbrio em pacientes com ELA também pode influenciar comprovadamente o ALSFRS-R ou avaliações de mobilidade, como o TUG.

Ao treinar fisicamente os doentes com ELA, a colaboração com fisioterapeutas, enquanto especialistas no sistema músculo-esquelético, é extremamente importante. Uma vez que a progressão da doença implica alterações constantes a nível estrutural e funcional, a intensidade do treino também deve ser continuamente adaptada (Lamprecht & Lamprecht, 2016). Os novos sintomas podem ser discutidos durante as sessões de terapia. Pode haver uma ligeira fadiga após a terapia, mas a intensidade do treino deve ser escolhida com cuidado e o paciente deve ser sempre instruído de forma adequada. Com a ajuda da escala de Borg, a sensação subjectiva pode ser avaliada regularmente. É importante aumentar a carga com cuidado e lentamente. Os doentes devem também ser informados sobre os sintomas de sobrecarga, tais como dores musculares, cãibras musculares, sensação de peso nas extremidades ou falta de ar persistente após o exercício.

formação (Lamprecht & Lamprecht, 2016). A gestão adequada das pausas também não deve ser negligenciada na terapia de formação médica. Uma vez que não existem parâmetros de treino explícitos devido à falta de estudos e à pro- gressividade individual, os fisioterapeutas são ainda mais procurados pelos seus conhecimentos especializados. De acordo com Lamprecht & Lamprecht (2016), as recomendações actuais são para uma frequência de treino de 2 a 3 sessões por semana, apoiadas por programas diários de exercício em casa, natação ou ginástica na água. Kalron et al. (2021) também recomendam 2 a 3 sessões de treino por semana.

Se os pacientes treinam de forma independente em casa, faz sentido que sejam supervisionados regularmente por fisioterapeutas, a fim de garantir um desempenho adequado do exercício. No estudo de van Groenestijn et al. (2019), por exemplo, os sujeitos do teste treinaram sozinhos duas vezes por semana e uma vez por semana sob a supervisão de terapeutas treinados, o que pode ser considerado uma divisão muito ponderada. Os terapeutas também podem fornecer informações sobre os processos fisiopatológicos do corpo a um nível educacional e, assim, responder a quaisquer perguntas que os pacientes possam ter. A teleterapia seria outra opção que facilita a supervisão regular ou torna possível a realização da terapia se o doente não puder deslocar-se pessoalmente a um centro de testes. Os fisioterapeutas também podem proporcionar um ambiente terapêutico variado sob a forma de terapias individuais e de grupo, bem como uma mistura de programas de exercício independente em casa ou de treino supervisionado.

A consulta no seio da equipa interdisciplinar é particularmente essencial no tratamento dos doentes com ELA. Os objectivos orientados para o doente devem ser formulados em conjunto e perseguidos através de uma abordagem biopsicossocial. Na fisioterapia, para além da terapia de treino médico, é importante trabalhar as limitações funcionais da vida quotidiana do doente. O programa de treino individual orientado para os objectivos não deve apenas procurar um aumento da resistência ou da força, mas também incluir sequências de movimentos mais complexas, que devem melhorar a funcionalidade e a independência e qualidade de vida associadas e mantê-las durante o maior tempo possível (Ferri et al., 2019).

O tratamento personalizado do doente

As adaptações são indispensáveis no contexto terapêutico. Os factores de contexto pessoal e ambiental, bem como a condição quotidiana do respetivo indivíduo, não devem ser ignorados. No futuro, seria interessante saber se existem vantagens e desvantagens do treino de resistência ou de força isoladamente ou uma combinação dos dois. No estudo de Clawson et al. (2018), havia um grupo de treino de força e um grupo de treino de resistência, que foram comparados com um terceiro grupo de flexibilidade. As avaliações efectuadas, tais como a ALSFRS-R, a FVC, a FSS e a ALSSQoL-R, não mostraram diferenças (Clawson et al., 2018). No seu estudo, Lunetta et al. (2016) conseguiram mostrar que o treino combinado de resistência e força obteve melhores resultados no que diz respeito à ALSFRS-R do que os outros dois grupos de intervenção, que apenas realizaram treino de força ou exercícios passivos. Kalron et al. (2021) colocaram a hipótese de que o treino combinado de resistência e força deve ser preferido ao treino isolado de resistência ou força. Neste ponto, no entanto, deve ser mencionado que estes são apenas estudos individuais e que é necessária mais investigação para fundamentar estas conclusões com base em provas.

Além disso, no futuro, seria útil definir parâmetros de treino mais precisos, de modo a garantir uma referência prática correspondente à literatura e a poder intervir como terapeuta no contexto fisioterapêutico de uma forma baseada na evidência. São também necessários estudos adicionais que contrastem e comparem o treino de resistência e de força, de modo a identificar quaisquer vantagens ou desvantagens destas intervenções terapêuticas. É também

necessária mais investigação sobre a fase da doença do doente, de modo a identificar as fases

em que as intervenções terapêuticas se revelam mais eficazes.

6. Conclusão

Tendo em conta a situação atual do estudo, pode assumir-se que o treino individualizado é uma boa forma de os doentes manterem as suas funções físicas a um nível de atividade e participação, tendo assim uma influência positiva na qualidade de vida dos doentes com ELA. No entanto, continua a ser necessária mais investigação sobre parâmetros de treino definidos com precisão, de modo a garantir uma relevância prática baseada em provas no que diz respeito às intervenções de fisioterapia. Para além disso, são necessários mais estudos para identificar quaisquer vantagens ou desvantagens do treino isolado ou combinado de resistência ou força.

(7984 palavras)

Bibliografia

Bello-Haas, V. D., & Florence, J. M. (2013). Exercício terapêutico para pessoas com esclerose lateral amiotrófica ou doença do neurónio motor. *Cochrane Database of Systematic Reviews*, (5). https://doi.org/10.1002/14651858.cd005229.pub3

Cedarbaum, J. M., Stambler, N., Malta, E., Fuller, C., Hilt, D., Thurmond, B., & Nakani- shi, A. (1999). The ALSFRS-R: A revised ALS functional rating scale that incorporates assessments of respiratory function. *Journal of the Neurological Sciences, 169(1-2), 13-21.* https://doi.org/10.1016/S0022-510X(99)00210-5

Chid, A., Mazzini, L., & Mora, G. (2020). Terapias modificadoras da doença na esclerose lateral amiotrófica. *Neuropharmacology, 167*(107986). https://doi.org/10.1016/j.neuropharm.2020.107986

Clawson, L. L., Cudkowicz, M., Krivickas, L., Brooks, B. R., Sanjak, M., Allred, P., Atassi, N., Swartz, A., Steinhorn, G., Uchil, A., Riley, K. M., Yu, H., Schoenfeld, D. A., & Maragakis, N. J. (2018). Um ensaio clínico randomizado de exercícios de resistência e resistência na esclerose lateral amiotrófica. *Esclerose Lateral Amiotrófica e Degeneração Frontotemporal, 19*(3-4), 250-258. https://doi.org/10.1080/21678421.2017.1404108

Diemer, F., & Sutor, V. (2010). *Prática da terapia de formação médica II*. Georg Thieme Verlag. https://doi.org/10.1055/b-004-140678

Ferri, A., Lanfranconi, F., Corna, G., Bonazzi, R., Marchese, S., Magnoni, A., & Tremo- lizzo, L. (2019). O treinamento de exercícios sob medida neutraliza o desuso muscular e atenua as reduções na função física em indivíduos com esclerose lateral amiotrófica. *Fronteiras em Fisiologia, 10*(1537). https://doi.org/10.3389/fphys.2019.01537

Grgic, J., Lazinica, B., Schoenfeld, B. J., & Pedisic, Z. (2020). Confiabilidade teste-reteste da avaliação de força máxima de uma repetição (1RM): uma revisão sistemática. *Sports Medicine - Open, 6*(31). https://doi.org/10.1186/s40798-020- 00260-z

Hanakam, F., & Ferrauti, A. (2020). Treino de resistência. Em A. Ferrauti (Ed.), *Ciência do treino para a prática desportiva* (pp. 345-401). Springer Berlin Heidelberg. https://doi.org/10.1007/978-3-662-58227-5

Jensen, L., Djurtoft, J. B., Bech, R. D., Nielsen, J. L., J0rgensen, L. H., Schr0der, H. D., Frandsen, U., Aagaard, P., & Hvid, L. G. (2017). Influência do treinamento resistido na função neuromuscular e na capacidade física em pacientes com ELA. *Journal of Neurodegenerative Diseases, 2017,* 1-8. https://doi.org/10.1155/2017/1436519

Kalron, A., Mahameed, I., Weiss, I., Rosengarten, D., Balmor, G. R., Heching, M., & Kramer, M. R. (2021). Efeitos de um programa combinado de treinamento aeróbico e de força de 12 semanas em pacientes ambulatoriais com esclerose lateral amiotrófica: um ensaio clínico randomizado. *Journal of Neurology, 268*(5), 1857-1866. https://doi.org/10.1007/s00415-020-10354-z

Kato, N., Hashida, G., Kobayashi, M., & Konaka, K. (2018). A fisioterapia melhora a força muscular dos membros inferiores, mas não a função em indivíduos com esclerose lateral amiotrófica: um estudo de série de casos. *Annals of Physical and Rehabilitation Medicine, 61*(2), 108-110. https://doi.org/10.1016/j.rehab.2017.09.007

Lamprecht, S., & Lamprecht, H. (2016). *Formação em neuroreabilitação.* Georg Thieme Verlag.

Ludolph, A. (2016). Esclerose lateral amiotrófica e outras doenças do neurónio motor. Em W. Hacke (Ed.), *Neurologia* (14ª ed., pp. 819-823). Springer Berlin Heidelberg. https://doi.org/10.1007/978-3-662-46892-0

Ludolph, A., Petri, S., & GroBkreutz, J. (2021). *Doenças do neurónio motor, diretriz Sl.* Sociedade Alemã de Neurologia (Ed.), Directrizes para Diagnóstico e Terapia em Neurologia. https://www.dgn.org/leitlinien

Lunetta, C., Lizio, A., Sansone, V. A., Cellotto, N. M., Maestri, E., Bettinelli, M., Gatti, V., Melazzini, M. G., Meola, G., & Corbo, M. (2016). Programas de exercícios estritamente monitorados reduzem a deterioração motora na ELA: resultados preliminares de um ensaio clínico randomizado. *Journal of Neurology, 263*(1), 52-60. https://doi.org/10.1007/s00415-015-7924-z

Meng, L., Li, X., Li, C., Tsang, R. C. C., Chen, Y., Ge, Y., & Gao, Q. (2020). Efeitos do exercício em pacientes com esclerose lateral amiotrófica: uma revisão sistemática e meta-análise. *American Journal of Physical Medicine & Rehabilitation, 99*(9), 801-810. https://doi.org/10.1097/PHM.0000000000001419

Merico, A., Cavinato, M., Gregorio, C., Lacatena, A., Gioia, E., Piccione, F., & Angelini, C. (2018). Efeitos do treinamento combinado de resistência e resistência na Esclerose Lateral Amiotrófica: Um estudo piloto, randomizado e controlado. *European Journal of Translational Myology, 28*(1). https://doi.org/10.4081/ejtm.2018.7278

Meyer, T. (2022). *O que é a ELA?* Ambulatório de ELA e outras doenças do neurónio motor. https://als-charite.de/wp-content/uploads/2019/01/WAS-IST-ALS.pdf

Muller, K., Brenner, D., Weydt, P., Meyer, T., Grehl, T., Petri, S., Grosskreutz, J., Schuster, J., Volk, A. E., Borck, G., Kubisch, C., Klopstock, T., Zeller, D., Jablonka, S., Sendtner, M., Klebe, S., Knehr, A., Gunther, K., Weis, J., (...) & Weishaupt, J. H. (2018). Análise abrangente do espetro de mutação em 301 famílias alemãs de ALS. *Journal of Neurology, Neurosurgery & Psychiatry, 89*(8), 817-827. https://doi.org/10.1136/jnnp-2017-317611

Ng, L., Khan, F., Young, C. A., & Galea, M. (2017). Tratamentos sintomáticos para esclerose lateral amiotrófica / doença do neurônio motor. *A Base de Dados Cochrane de Revisões Sistemáticas, (1).* https://doi.org/10.1002/14651858.CD011776.pub2

Prell, T., Steinbach, R., Witte, O. W., & Grosskreutz, J. (2019). O mau bem-estar emocional está associado à rápida progressão da esclerose lateral amiotrófica. *eNeu- rologicalSci, 16,* 100198. https://doi.org/10.1016/j.ensci.2019.100198

Rahmati, M., & Malakoutinia, F. (2021). Treinamento aeróbico, de resistência e exercício combinado para pacientes com esclerose lateral amiotrófica: uma revisão sistemática e meta-análise. *Physiotherapy, 113*, 12-28. https://doi.org/10.1016/j.phy- sio.2021.04.005

Schweikert, K. (2015). Esclerose lateral amiotrófica. *Swiss Medical Forum - Schweizeri- sches Medizin-Forum, 15*(46), 1068-1073. https://doi.org/10.4414/smf.2015.02454

van Groenestijn, A. C., Schroder, C. D., van Eijk, R. P. A., Veldink, J. H., Kruitwagen-van Reenen, E. T., Groothuis, J. T., Grupstra, H. F., Tepper, M., van Vliet, R. O., Vis- ser-Meily, J. M. A., & van den Berg, L. H. (2019). Terapia de exercício aeróbico em pacientes ambulatoriais com ELA: um ensaio clínico randomizado controlado. *Neuroreabilitação e Reparação Neural, 33*(2), 153-164. https://doi.org/10.1177/1545968319826051

Young, C. A., Ealing, J., McDermott, C., Williams, T., Al-Chalabi, A., Majeed, T., Burke, G., Pinto, A., Dick, D., Talbot, K., Harrower, T., Walsh, J., Chandran, S., Hane- mann, C. O., Mills, R., & Tennant, A. (2019). As relações entre sintomas, incapacidade, saúde percebida e qualidade de vida na esclerose lateral amiotrófica / doença do neurônio motor. *Esclerose Lateral Amiotrófica e Degenerescência Frontotemporal, 20(5-6),* 317-327. https://doi.org/10.1080/21678421.2019.1615951

Zhu, Y., Xu, Y., Xuan, R., Huang, J., Istvan, B., Fekete, G., & Gu, Y. (2022). Comparação mista de diferentes intervenções de exercício para função, respiratória, fadiga e qualidade de vida em adultos com esclerose lateral amiotrófica: revisão sistemática e meta-análise de rede. *Frontiers in Aging Neuroscience, 14*(919059). https://doi.org/10.3389/fnagi.2022.919059

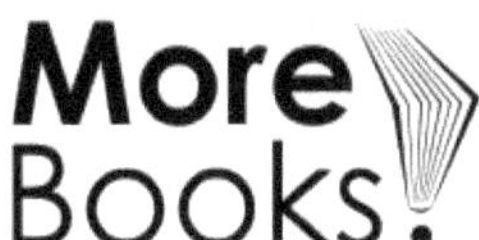

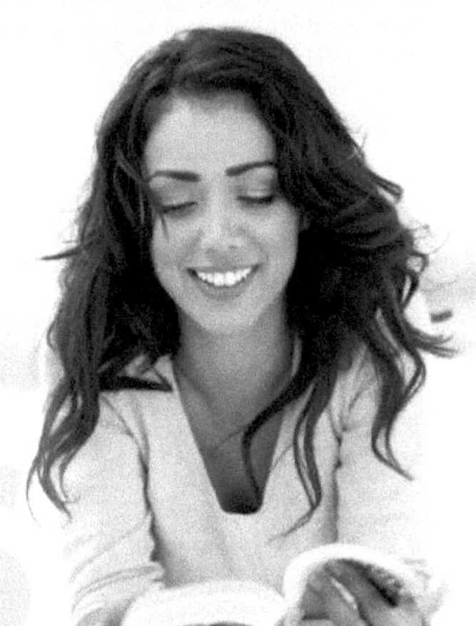

I want morebooks!

Buy your books fast and straightforward online - at one of world's fastest growing online book stores! Environmentally sound due to Print-on-Demand technologies.

Buy your books online at
www.morebooks.shop

Compre os seus livros mais rápido e diretamente na internet, em uma das livrarias on-line com o maior crescimento no mundo! Produção que protege o meio ambiente através das tecnologias de impressão sob demanda.

Compre os seus livros on-line em
www.morebooks.shop

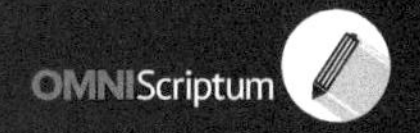